AF329293

ÉTUDES GYNÉCOLOGIQUES

TRAITEMENT DU CANCER UTÉRIN

PAR LES

INJECTIONS INTRA-PARENCHYMATEUSES D'ALCOOL

TRAITEMENT CHIRURGICAL DU FIBRO-MYOME

PAR LE

Professeur VULLIET

(de Genève)

PARIS

SOCIÉTÉ D'ÉDITIONS SCIENTIFIQUES

4, RUE ANTOINE-DUBOIS, 4

--

1895

DES INJECTIONS INTRA-PARENCHYMATEUSES D'ALCOOL

DANS LE

TRAITEMENT DU CANCER UTÉRIN INOPÉRABLE

PAR LE

Professeur **VULLIET**, de Genève

Le plus marquant des progrès faits dans le traitement du cancer de l'utérus est certainement l'hystérectomie. Cependant, l'hystérectomie ne sauve en réalité qu'une proportion très minime de cancéreuses. Les cancers utérins se découvrent trop tard, rien n'attirant l'attention sur eux à leur début.

C'est à tort qu'on accuse les femmes de ne s'adresser à nous qu'à la dernière extrémité. Elles ont montré qu'elles savent se soumettre aux opérations les plus périlleuses avec une bravoure étonnante : toutes ont, par contre, peur du cancer; il est donc absurde de supposer que c'est à leur couardise ou leur négligence que nous devons de n'être consultés que lorsqu'il n'y a plus moyen de faire utilement une opération radicale.

C'est par la force même des choses que le médecin se trouve appelé à employer bien plus souvent les traitements palliatifs qu'à pratiquer ou à conseiller l'hystérectomie. Le traitement palliatif du cancer est par ce fait un des problèmes les plus importants de la gynécologie.

Grâce à des pansements soignés et à des interventions chirurgicales opportunes telles que cautérisations, curettages, etc., la condition des cancéreuses incurables est aujourd'hui tout autre de ce qu'elle était il y a quelque vingt-cinq ans, alors que l'on ne savait rien faire d'efficace pour diminuer leurs hémorrhagies et supprimer la pestilence qui les rendait un objet de dégoût pour elles-mêmes et pour les autres. J'ai appliqué au traitement du cancer inopérable les principales thérapeutiques en usage et je viens exposer aujourd'hui celle qui m'a donné les meilleurs résultats.

Je tiens, afin d'éviter tout malentendu, à bien préciser dans quels cas j'ai recours à cette méthode. Je diviserai ces cas en deux groupes.

1° Les cas où le cancer est trop avancé pour qu'il soit possible de tenter son extirpation par hystérectomie.

2° Les cas où l'hystérectomie ayant été pratiquée, les tissus voisins peuvent à tort ou à raison être suspectés d'être infiltrés déjà par le néoplasme et à plus forte raison les cas où une récidive survient après l'opération radicale.

Quelque excellents que soient mes résultats et bien qu'ils eussent été meilleurs encore, si j'avais eu affaire à des cancers moins avancés, j'estime que l'opération radicale devra être préférée toutes les fois que l'on est fondé à croire qu'en extirpant la matrice on extirpe le néoplasme tout entier.

Cette méthode consiste à pratiquer dans le parenchyme du néoplasme et des tissus circonvoisins des injections d'alcool absolu.

Mes premiers essais, comme on le verra dans ma seconde observation, datent de 1891, mais je n'ai rien publié à cette époque et j'ai été devancé par M. Schulz, qui a employé la même méthode et a fait, en 1892, dans le « Centralblatt » une publication, qui lui assure une priorité que je ne revendique pas.

Je n'apporte que 4 cas à l'appui de cette méthode, parce que ce sont les seuls qui y ont été soumis dans les conditions de régularité et de persévérance nécessaires pour permettre de la juger.

D'autres malades, chez lesquelles nous obtenions de bons résultats se sont dérobées au traitement, parce qu'elles ne résidaient pas à Genève, ou pour d'autres motifs. Nous ne pouvons les faire figurer ici.

Mais avant d'exposer les cas et la technique, je ferai sur ces quatre malades quelques observations préliminaires.

Chez toutes les quatre l'inopérabilité avait été constatée par les chirurgiens et les spécialistes qu'elles avaient vus avant moi.

Je ferai remarquer, en outre, que le seul cas où j'aie obtenu le résultat maximum, c'est-à-dire la cicatrisation complète et durable des façades ulcérées du néoplasme, se trouve être aussi le seul où le traitement ait pu être poursuivi sans interruption.

Vient ensuite une malade qui n'a été traitée que cinq mois sur douze, c'est-à-dire pendant les vacances que lui laisse sa profession (elle est maîtresse d'école en Algérie).

Bien qu'elle soit venue à moi dans un état fort avancé, le mal, depuis quatre ans que je la soigne, a fait fort peu de progrès et en automne 1893 elle est retournée à son poste.

Il est probable que, si elle eût été à portée du traitement toute l'année, les résultats eussent été meilleurs encore.

La troisième malade est morte de pneumonie franche aiguë, au moment où, considérablement améliorée, elle entrait dans ma clinique. Je voulais, comme dans le premier de mes cas, ouvrir la cavité abdominale, afin de tenter l'hystérectomie totale, qui me paraissait devenue possible.

Quant au quatrième cas, qui n'est resté que trois semaines dans ma clinique, il figure pour montrer comme on peut associer les instillations alcooliques à d'autres interventions opératoires.

Ire Observation.

Madame Q., 41 ans, Viennoise. — Il y a 10 ans, je fus appelé auprès d'elle ; elle souffrait d'une métrite avec lacération profonde du col.

Elle refusa l'opération d'Emmet et s'en fut chez un autre médecin qui lui fit des cautérisations du col. Je mentionne cette circonstance parce que le cancer paraît s'être développé sur cette ancienne lacération et autour d'elle.

Je la revis, le 15 février 1893 et voici ce que j'appris :

En juin 1891, commencèrent des pertes abondantes pendant les règles et entre les règles. Cet état l'amena à consulter en septembre un spécialiste, qui lui exprima le regret qu'elle ne fût pas venue à lui plus tôt.

Il lui fit un raclage ; deux mois après, les pertes recommencèrent. En mai elle ressentit les premières douleurs lancinantes.

Elle consulta en décembre 1892 à Zurich, puis, en janvier 1893 à Vienne. Enfin, elle s'adresse à moi en février. Je l'ai en traitement depuis cette époque.

Voici son état local, avant tout traitement :

Les lèvres ont disparu ; l'ulcération forme un cratère dont l'ouverture empiète sur le vagin, surtout sur le côté gauche. Le paramétrium de ce côté est engorgé et dur, et l'induration se prolonge latéralement le long de la base du ligament large.

— 4 —

L'ulcération à 2 cm. et demi environ de profondeur. Hémorrhagies abondantes au moindre attouchement.

Nous fîmes au début deux séances de piqûres par semaine sans employer aucune autre espèce de traitement.

L'ulcère ne tarda pas à diminuer dans toutes ses dimensions par une sorte de rétraction générale des tissus. Il prenait en même temps l'aspect dit de bonne nature.

Vers le commencement d'août nous aperçûmes les premières traces d'une véritable cicatrisation. Elle débuta à la périphérie de l'ulcère sur le cul-de-sac postérieur.

Une bande de cicatrice se produisit aussi sur la ligne médiane à la partie postérieure de l'ulcère. Cette bande partait du bord de l'ulcère, elle gagna graduellement l'intérieur de la cavité utérine, si bien que, l'ulcère primitivement unique se trouva divisé postérieurement en deux moitiés, qui continuèrent à se rétrécir chacune de leur côté.

L'idée nous vint alors de tenter l'extirpation de l'utérus par laparotomie, et si l'hystérectomie était jugée impraticable, d'enlever les ovaires et les trompes, afin de faire cesser les règles qui étaient extrêmement abondantes et douloureuses.

L'opération fut faite, le 29 août, en présence des Docteurs Reverdin, Binet du Caire, Baumgartner, Betrix. Une fois le ventre ouvert, nous reconnûmes que l'utérus n'était ni abaissable, ni élevable et cela grâce à de nombreuses adhérences et à une infiltration qui l'avait fusionné intimement aux tissus contigus.

Nous estimâmes qu'il ne fallait pas compromettre par une opération aussi risquée la survie, qui pouvait résulter de la continuation de notre traitement palliatif. Nous ne fîmes donc que la castration; 13 jours après la malade était asse bien pour nous permettre de reprendre les injections, qui dès lors nous donnaient des résultats encore plus étonnants qu'avant l'opération. Les deux ulcérations latérales arrivèrent finalement à se cicatriser complètement.

Cette malade a été montrée, ainsi cicatrisée, aux membres de la Société de médecine de Genève.

En résumé, le cancer est découvert en juin 1891, et il paraît avoir été découvert tard, car aucun de mes prédécesseurs ni à Genève, ni à Zurich, ni à Vienne, ne proposa l'hystérectomie.

Et cependant, aujourd'hui, en septembre 1894, elle est dans des conditions bien supérieures à celles où elle se trouvait l'an dernier à pareille époque, lorsqu'elle vint me consulter pour la première fois.

Ce traitement si efficace au point de vue des symptômes, qui dépendent de l'ulcération (hémorrhagies, pertes sanieuses), est sans action sur le symptôme douleur ; quand elle devient trop intense, la malade est obligée d'avoir recours à la morphine.

Le néoplasme comprime des filets nerveux et nous ne pourrions attendre une suppression des douleurs que d'un traitement qui dissoudrait l'infiltration cancéreuse comme l'iodure de potassiumdissout une gomme.

L'alcool n'est pas doué de propriétés semblables.

IIe Observation.

Madame M., 52 ans, institutrice à Sidi-Bel-Abbès, en Afrique, vint nous consulter au mois d'août 1891.

Il y avait dix-huit mois déjà que s'étaient manifestés les premiers symptômes. Hémorrhagies, puis pertes sanieuses.

A l'examen, je trouvai une ulcération en cratère, qui non seulement avait fait disparaître les lèvres, mais qui s'était avancée en avant et à gauche sur le vagin au point de rendre impossible une extirpation totale de la matrice.

J'avais affaire à un cancer inopérable.

Je n'essayai même pas le curettage, les cautérisations ou les topiques. Je fis d'emblée des injections dans le lit même des ulcérations et dans les tissus ambiants (deux séances par semaine).

Dès les premières séances j'obtins des modifications favorables habituelles. L'ulcération se rétrécit et prend l'aspect dit de bonne nature.

En même temps reparaissaient la force et l'entrain. Ce traitement fut continué jusqu'au milieu d'octobre.

A cette époque, la malade, rappelée par les devoirs de sa situation, rentra en Algérie.

Je croyais ne jamais la revoir, quand elle reparut chez moi en juin 1892.

Mon étonnement fut grand encore quand elle me dit qu'elle n'avait plus eu de pertes d'aucune sorte depuis l'année précédente.

A l'examen, je trouvai un ulcère qui n'avait pas fait de progrès sur l'utérus même, mais qui s'était avancé sur le vagin d'une façon notable. Elle fut remise en traitement: je lui fis alors trois séances par semaine et nous continuâmes ainsi jusqu'en octobre. Cette fois encore nous en arrivâmes à des progrès tels que je crus un moment avoir obtenu la cicatrisation complète.

En juin 1893 elle revenait encore se mettre entre nos mains. — Elle avait fait sa campagne annuelle dans l'enseignement sans interruption. — Deux fois elle avait eu des petites hémorrhagies.

L'utérus est enfoui dans une gangue dure, il est immobile, on ne perçoit aucune ulcération sur le col, mais le mal a fait des progrès sur le vagin, dont toute la paroi latérale gauche est envahie jusque derrière la vulve

Le traitement fut repris comme les années précédentes. Il n'a pas été aussi bien toléré et nous avons eu deux hémorrhagies pendant l'été.

La malade est moins forte, plus pâle, et quoiqu'elle soit repartie encore au mois d'octobre pour reprendre son activité, nous craignons bien ne pas la revoir le printemps prochain, elle paraît être entrée dans la période de cachexie.

Si nous résumons cette observation, nous trouvons un cas de cancer, qui dure depuis au moins quatre ans, ce qui est déjà pour le cancer utérin, une durée maximum.

Mais, si nous considérons que ce cancer avait fait dans l'espace de dix-huit mois des progrès assez rapides pour être déjà inopérable à l'époque où la malade se présenta à nous pour la première fois, nous ne pouvons qu'être frappés du fait que la marche du cancer devient extrêmement lente à partir du moment où nous appliquons les injections d'alcool.

IIIᵉ Observation.

Le troisième cas est une malade âgée de 48 ans, qui au mois de mai 1892 s'est aperçue pour la première fois de pertes suspectes accompagnées de douleurs dans le bas-ventre. Elle entra au mois d'août dans une clinique. On lui fit, dit-elle, un raclage suivi de cautérisation. Le cancer paraît avoir été considéré déjà à ce moment comme inopérable. Les pertes, ainsi que les douleurs, continuant toujours, une nouvelle cautérisation fut faite au mois de novembre ; elle fut suivie d'une péritonite grave. Elle vint nous consulter au mois de juin 1893.

Tout le fond du vagin est rempli par le col tuméfié et infiltré. Les lèvres sont défigurées par l'hypertrophie et on ne peut découvrir la périphérie de la tuméfaction qu'en refoulant fortement les parois vaginales.

Le tissu de ce néoplasme est violacé, mou, friable et le moindre attouchement par l'extrémité des valves provoque de fortes hémorrhagies.

Nous commençons immédiatement le traitement. Les aiguilles de la seringue entrent dans les couches superficielles de ce tissu sans éprouver la moindre résistance et il faut pénétrer à plus d'un centimètre pour arriver dans un parenchyme susceptible de retenir le liquide.

Pendant le mois de juin et de juillet, nous ne fîmes que deux séances par semaine.

La malade était trop épuisée pour en supporter davantage. Cependant, les pertes sanguines diminuèrent et finirent par s'arrêter complètement.

Vers le mois d'août, après une absence, pendant laquelle le traitement avait été continué par mes aides, je constatai une très notable diminution du champignon, son tissu était devenu dur ; en un mot, la sclérose cherchée était en bonne voie, l'état encéphaloïde s'était changé en un état squirrheux.

Elle entra dans ma clinique, le 7 septembre, et y séjourna jusqu'au 19.

Les injections dès lors furent faites tous les jours et continuées ensuite quatre ou cinq fois par semaine jusqu'au mois de novembre. L'état général s'améliora beaucoup, plus de pertes d'aucune sorte.

La tumeur cervicale, considérablement réduite, très dure, était parfaitement limitable de tous côtés. Le vagin était envahi sur tout le pourtour, mais les lésions avaient l'air très superficielles, en sorte qu'il paraissait possible d'enlever toute la tumeur par laparotomie et excision circulaire du vagin.

Malgré un frisson intense qu'elle ressentit dans l'après-midi du 9 novembre, elle entra le soir dans la clinique, mais ce frisson était le début d'une pneumonie à laquelle elle succomba au bout de quarante-huit heures.

En résumé, nous trouvons des modifications semblables à celles qui sont survenues dans le cas précédent. Rétraction atrophiante dans le néoplasme, transformation d'un tissu mou encéphaloïde en un tissu squirrheux, transformation qu'on ne peut interpréter autrement que par un ralentissement de la prolifération néoplasique.

IVᵉ Observation.

La quatrième malade est une sage-femme, âgée de 52 ans, qui vient nous consulter le 16 octobre.

Je la trouve atteinte d'un carcinome mou, remplissant le col et la cavité utérine. Les parois vaginales sont prises, l'utérus n'est pas abaissable, et il n'y a pas moyen de faire l'hystérectomie.

Je cite ce cas pour indiquer simplement que les injections parenchymateuses d'alcool peuvent être associées à d'autres interventions. Je fis un raclage complet à la suite duquel la cavité utérine largement ouverte était visible dans toute son étendue.

Une fois l'hémorrhagie arrêtée, je fis dans le parenchyme utérin des piqûres très rapprochées ; de manière à l'infiltrer d'alcool aussi complètement que possible ; je cautérisai ensuite au chlorure de zinc selon la méthode de Sims.

Vu l'étendue du cancer, sa nature encéphaloïde, sa rapide croissance, nous ne pouvions attendre de cette intervention autre chose qu'une résistance plus grande du tissu contre l'envahissement du cancer,

Les nouvelles que nous avons reçues de cette malade nous autorisent à prétendre que ce résultat a été obtenu dans une large mesure.

Technique.

Il ne faut procéder aux piqûres qu'après avoir aseptisé, le mieux possible, le champ opératoire, afin que l'aiguille n'inocule pas la profondeur du parenchyme de virus ramassés à la surface.

J'asperge le vagin, le col, le cratère cancéreux d'abord avec une solution de soude, puis avec une solution de sublimé au millième. Tout le liquide libre est ensuite absorbé au moyen de tampons.

J'opère ordinairement sans anesthésie ; la malade placée dans la posture genu-pectorale, la meilleure de toutes pour bien exposer à la vue l'ensemble du col et du fond du vagin.

J'indiquerai tout à l'heure dans quelles circonstances j'ai recours à l'anesthésie.

Je place à portée trois ou quatre seringues de Pravaz bien aseptisées et remplies d'alcool absolument de première qualité.

Je fais les premières piqûres au centre du néoplasme, c'est-à-dire des ulcères-noyaux ou bourgeons.

Dans le cancer squirrheux l'aiguille pénètre immédiatement dans un tissu dur injectable. Dans le cancer encéphaloïde elle traverse souvent une couche assez considérable de tissus friables dont la trame ne saurait retenir le liquide ; il faut pénétrer plus profondément, jusqu'à ce que l'on sente une résistance normale. C'est alors seulement que l'on doit pousser le piston de façon à déposer 3 ou 4 gouttes d'alcool.

Si l'entrée de l'aiguille donne lieu à une petite hémorrhagie, il faut attendre que le sang s'arrête pour injecter l'alcool, autrement il ne serait pas gardé.

La première injection étant faite, je laisse la seringue en place et je passe à la seconde injection, puis à la troisième et je ne retire la première seringue que lorsque je me suis servi de toutes celles dont je dispose (trois ou quatre ordinairement).

J'agis ainsi pour empêcher que l'alcool injecté suive le retrait de l'aiguille comme cela a lieu quand on la retire immédiatement après l'injection.

Quand je n'ai pas affaire à des sujets trop sensibles, je fais de neuf à douze piqûres, procédant du centre vers la périphérie.

Le dernier cercle d'injections se fait dans la zone saine (en apparence du moins) qui entoure l'ulcère et le néoplasme.

Les piqûres sont en général très bien tolérées, surtout au début du traitement ; les femmes se lèvent et peuvent rentrer chez elles.

Mais, nous avons souvent affaire à des sujets épuisés, craintifs, détraqués par l'abus de la morphine. Elles supporteraient bien une ou deux piqûres, mais au delà l'aiguille finit par exciter leur sensibilité et par devenir le supplice du coup d'épingle longtemps répété.

Pour celles-là il faut diminuer le nombre des piqûres et rapprocher les séances, ou avoir recours à l'anesthésie. Je n'ai jamais endormi plus fréquemment qu'une fois par mois, faisant entre deux des piqûres sans anesthésie.

Quand j'ai recours aux anesthésiques, j'opère dans la posture de la taille, le vagin largement écarté. Je me sers alors de petites canules munies d'un robinet ; par l'une des extrémités elles s'adaptent à l'aiguille, par l'autre au corps de la seringue.

J'injecte 7 à 8 gouttes d'alcool et je ferme le robinet, afin de pouvoir reprendre le corps de la seringue, qui me sert à faire une seconde injection au moyen d'une seconde canule et ainsi de suite jusqu'à ce que j'ai fait toutes les injections voulues.

Ces canules encombrent moins que les seringues.

Je dois signaler quelques particularités observées à la suite des injections.

Chez l'une de mes malades, celle qui fait l'objet de la troisième observation, je vis se produire plusieurs fois le phénomène suivant : Immédiatement après la pénétration de l'alcool dans le parenchyme, toute la zone de tissus dont la piqûre formait le centre devenait subitement d'un gris blanchâtre comme si cette zone venait d'être injectée par un liquide de cette couleur vu par transparence. Cette décoloration doit être due à la déshydratation du tissu, à l'action de l'alcool sur les matières colorantes du sang ou à la coagulation de l'albumine. En tout cas, elle prouve une diffusion immédiate du liquide dans le parenchyme sur un espace qui mesurait souvent plus d'un centimètre en diamètre.

Chez une autre malade (la première observation), je fus deux fois assez inquiet par l'invasion subite de phénomènes généraux. Je venais de pousser le piston de la seringue lorsqu'elle se releva comme mue par un ressort, en proie à une vive agitation, prétendant sentir dans tout le corps, mais surtout dans les mains (ce sont les parties les plus déclives dans la posture genu-pectorale), une impression fort désagréable qu'elle définissait en disant : « C'est comme si du vif argent me circulait dans les veines. » Elle se remit très vite et n'éprouva aucune suite fâcheuse. La seconde fois les symptômes furent les mêmes, mais elle ne s'en épouvanta pas.

Telles sont les seules manifestations spéciales que j'ai vues survenir à la suite des piqûres d'alcool.

Il est évident que l'opérateur ne doit pas perdre de vue l'anatomie de la région, afin de ne pas pénétrer inutilement dans la vessie ou dans le rectum, mais j'ai fait assez de piqûres pour conclure que le traumatisme et la présence de l'alcool dans le parenchyme sont exempts de danger.

J'ai employé ces instillations alcooliques seules, sans addition d'aucun autre moyen pendant assez longtemps pour me persuader que c'est là une méthode complète, susceptible dans la majeure partie des cas de donner tout ce qu'on peut espérer d'un traitement palliatif topique du cancer. Je n'ai trouvé aucun avantage à y adjoindre systématiquement d'autres moyens de traitement, ni à mettre d'autres substances en solution dans l'alcool.

Par la seule action de l'alcool dans le parenchyme sous-jacent, les ulcères se transforment, les bourgeons s'atrophient et se durcissent, les vaisseaux cessent de saigner, les sécrétions tarissent et toutes ces modifications surviennent plus rapidement, plus sûrement et durent plus longtemps que les modifications analogues, dues aux cautérisations énergiques, celles provoquées par le chlorure de zinc concentré par exemple. L'alcool ne produit pas d'eschare. Il n'amincit pas les parenchymes et les cloisons comme la curette tranchante qui à côté de tissus morts en élimine d'autres, qui ne sont pas encore tout à fait des non-valeurs. La curette précipite la formation des fistules et favorise les inoculations.

Les injections d'alcool constituent au plus haut chef *une méthode d'épargne.*

Il est des cas cependant où j'ai cru devoir recourir à la curette mousse.

J'ai vu, à la suite de nombreuses séances, se produire le phénomène suivant :

Tandis que la couche profonde se durcissait suivant le processus ordinaire, il restait à la surface une mince couche, qui ne pouvait ni disparaître, ni durcir, ni s'organiser en cicatrice.

J'ai pensé que cette séparation en deux couches distinctes, devait, en partie du moins, être le résultat d'une sorte d'expression vers la surface d'éléments néoplasiques chassés hors des mailles du tissu profond par la contraction scléreuse.

Pour enlever cet enduit, j'ai fait usage de la curette mousse, qui ne racle que ce qui n'adhère pas d'une façon intime.

J'ai touché ensuite avec le chlorure de zinc ou le thermo-cautère.

La curette et la cautérisation agissant à la surface et les instillations dans la profondeur, les éléments cancéreux se trouvent pris entre deux feux !

Du mode d'action de l'alcool instillé dans le parenchyme.

Ne connaissant pas la nature du cancer, nous ne pouvons nous expliquer l'efficacité des injections qu'en ayant recours à des hypothèses.

L'alcool, introduit localement dans les tissus, les déshydrate, les durcit et les racornit : il détermine dans le point injecté des modifications parfaitement analogues, au degré près, à celles qui surviennent dans une préparation anatomique plongée dans l'alcool.

Dans le tissu vivant soumis à une seule injection, les modifications sont de courte durée.

Mais si l'injection est répétée souvent dans un même point, elle finira par y déterminer des changements histologiques durables, dont la cirrhose alcoolique du foie représente le type le plus connu, c'est-à-dire une prolifération et une transformation fibreuse du tissu conjonctif, prolifération qui entraîne l'atrophie des éléments propres du parenchyme.

Cela étant admis, on admettra facilement aussi qu'en pratiquant dans un néoplasme cancéreux des injections alcooliques, suffisamment rapprochées et suffisamment fréquentes, on puisse déterminer dans son centre et autour de lui une cirrhose locale.

Cette cirrhose aura pour effet de rétrécir les vaisseaux artériels veineux et lymphatiques qui circulent au sein du tissu sclérosé, de diminuer par conséquent la circulation des sucs nourriciers, aussi bien dans le tissu infiltrant que dans le tissu infiltré.

Si à cette diminution de la force trophique du néoplasme s'ajoute la production abondante d'un tissu fibreux, tissu qui a été de tout temps considéré comme opposant la meilleure barrière à l'envahissement du cancer, nous pourrons nous expliquer aussi bien que possible les effets obtenus par les injections intra-parenchymateuses d'alcool.

Ce qui me fait incliner vers l'hypothèse qui fait jouer un rôle à l'*ischémie*, c'est l'effet de la castration sur la malade de notre première observation.

Au moment où je faisais cette castration, j'avais obtenu des résultats sensiblement supérieurs à ceux que j'avais obtenus chez les trois autres malades, mais nous étions dans la même situation que celle indiquée par les auteurs, qui ont publié sur le même sujet ; nous attendions une cicatrisation complète, et cependant elle ne se produisait pas.

Après la castration, qui supprime la circulation par les vaisseaux utéro-ovariens, nous reprenons les injections et tout l'ulcère se couvre rapidement d'une cicatrice.

Cette hypothèse ne vaut que ce que peut valoir une hypothèse, mais elle me paraît assez logique pour que je n'hésite pas, si je me trouvais en face de mêmes circonstances, à pratiquer de nouveau la castration chez des cancéreuses.

Si nous admettons que la malignité d'un néoplasme résulte du fait que, les cellules du tissu envahi présentent une vitalité et une résistance moindre que celle des cellules envahissantes, on pourra admettre aussi que la sclérose, l'ischémie et la déshydratation puissent rétablir, en faveur du tissu envahi, un équilibre, qui lui permet sinon de vaincre, tout au moins de disputer le terrain plus longtemps et avec plus d'avantages.

Le traitement ne pourra cependant pas donner autre chose que des résultats palliatifs ; car le néoplasme ne nous est accessible que par celles des façades qui sont tournées vers l'extérieur. Au-dessus et en dehors des zones dans lesquelles nous pénétrons avec l'aiguille, le néoplasme reste à l'abri de nos entreprises ; par conséquent, nous ne pouvons l'empêcher de s'étendre de ce côté-là ; mais c'est déjà beaucoup de pouvoir ralentir la marche du mal et d'en supprimer à peu près complètement les symptômes les plus alarmants, les métrorrhagies et les pertes sanieuses.

43 OPÉRATIONS RADICALES

POUR

FIBRO-MYOMES UTÉRINS

UNE SÉRIE DE 15 MALADES OPÉRÉES SELON DIFFÉRENTES MÉTHODES SANS CAS DE DÉCÈS

Communication au Congrès français de Chirurgie de 1894

PAR LE

Professeur VULLIET, de Genève

—————

J'ai fait jusqu'à présent 43 opérations radicales pour fibromes. Je diviserai ces opérations en deux groupes : le premier groupe comprendra les opérations faites jusqu'en 1891 ; le second les opérations faites depuis cette date. Voici la raison de cette division : avant 1891 j'opérais toujours par amputation et fixation du moignon dans la plaie abdominale, tandis que depuis cette date je n'ai plus employé cette méthode que lorsqu'il m'a été impossible de faire autrement. Ce sont les résultats déplorables du traitement extrapéritonéal du moignon qui m'ont amené à cette conversion. Sur 13 opérées j'en avais perdu 6, soit environ 48 % de mortalité. Ces 13 cas comprennent, il est vrai, mes premières opérations, je ne puis cependant mettre toute cette mortalité sur le compte de mon noviciat, car pendant cette même période j'avais pour d'autres laparotomies des résultats très satisfaisants.

Je me décidai donc à changer ma façon d'opérer et dès lors je pratiquai la castration salpingo-ovarienne toutes les fois qu'elle me parut indiquée et plus facile à exécuter que d'autres opérations, et quand je me trouvai en présence de cas où la castration eût été difficile ou illogique j'opérai par les méthodes que j'indiquerai plus loin.

Mon second groupe comprend 15 laparotomies opérées entre

le 14 novembre 1891 et le 20 septembre 1894, c'est sur cette seconde série que je désire appeler plus spécialement l'attention de ce congrès, non parce qu'elle est vierge de mortalité, ça ne suffirait pas pour la rendre intéressante ; son seul mérite est de comprendre des cas opérés par tous les divers procédés sur la suprématie desquels on discute maintenant.

C'est une série qui parle non pas en faveur d'une méthode en particulier, mais en faveur de l'*éclectisme*.

Je n'opère par laparotomie que lorsque je ne puis opérer par le vagin et lorsque je fais la laparotomie je me borne autant que possible à la castration. Les fibromes contre lesquels j'ai dû sévir par amputation ou extirpation totale étaient donc tous ce que l'on appelle des mauvais cas. Néanmoins ces 15 femmes ont toutes guéri sans complications.

Dans ce nombre j'ai fait : 4 ablations totales de la matrice : 3 fois entièrement par voie abdominale selon le procédé de Martin, 1 fois ayant commencé par le vagin j'ai dû terminer par laparotomie ; deux amputations avec réduction du pédicule selon les procédés de Zweifel-Chroback ; deux amputations avec fixation du pédicule sous la paroi ; six cas ont été opérés par castration. J'ai fait en outre une énucléation après laparotomie ; c'est là l'opération idéale puisqu'elle débarrasse la malade de sa tumeur en respectant la matrice et les ovaires. Malheureusement on n'est jamais certain d'avoir extirpé tous les noyaux fibreux. J'ai appris que la malade que j'avais opérée avait dû être laparotomisée de nouveau et qu'on lui avait fait l'amputation susvaginale.

En résumé nous avons avant 1891, 13 laparotomies avec 6 cas de mort et depuis 1891, 15 laparotomies sans une seule mort.

Je crois, Messieurs, que s'il existait une méthode d'opérer les fibromes très supérieure aux autres et applicable à la généralité des cas, une méthode idéale en un mot, il y a longtemps qu'elle eût été trouvée. Fixer le pédicule ou le noyer, enlever la matrice en totalité, ou par le vagin, ou par le ventre ouvert, ou par les deux voies ; pratiquer la castration salpingo-ovarienne, tout cela a été essayé systématiquement par des chirurgiens d'égal mérite et cependant aucune de ces méthodes n'a réussi jusqu'ici à établir sa suprématie sur les autres. Mais si les résultats de tous ces efforts ont été négatifs lorsqu'il s'est agi de trouver la *méthode idéale*, il faut reconnaître par contre que la mortalité a diminué graduellement pour chacune de ces méthodes, à mesure qu'elle bénéficiait des progrès réalisés dans le domaine de la chirurgie en général et à mesure que ses représentants acquéraient plus d'expérience et d'habileté. Nous trouvons des séries de cas heureux atteignant et dépassant la vingtaine aussi bien en faveur d'une méthode que d'une autre. L'audace augmentant avec le succès, l'on s'est mis à opérer dans une beaucoup plus large mesure. Ces séries heureuses ne dépendent donc pas entièrement de progrès dans la manière d'opérer, elles proviennent aussi du fait que l'on opère, non pas seulement les cas graves comme autrefois, mais aussi des malades encore robustes qui n'ont que des tumeurs de volume moyen et pour lesquelles le pronostic est beaucoup moins grave.

L'idéal n'étant réalisable par aucune méthode en particulier il n'y a plus d'autre moyen de l'atteindre que d'arriver à savoir opter dans chaque cas pour celle de ces méthodes qui convient à ses particularités et qui rendra l'intervention la plus simple et la plus anodine. Là est le nœud de la question. La différence de gravité entre l'ablation des kystes ovariens et celle de tumeurs fibreuses consiste dans le fait que, pour les kystes, la présence d'un pédicule est la règle, tandis que pour le fibrome elle est l'exception.

Cette considération m'amène à parler d'un temps de l'opération dont on n'a, à mon avis, pas assez fait ressortir l'importance. Ce temps important, c'est l'*amputation proprement dite de la tumeur*. Les uns y procèdent par une section horizontale faite plus ou moins haut ; ils obtiennent ainsi un moignon très court qui mesure tout le diamètre de la matrice et qui a toute la compacité et la rétractilité du tissu utérin. Ce moignon est difficile à traiter, soit qu'on le fixe à la plaie, soit qu'on le noie. J'ai renoncé à cette section horizontale et je crois que c'est à cela que je dois la série que je vous présente. J'ouvre l'utérus par *une incision aussi médiane et aussi antéro-postérieure que possible*, pratiquée sur son sommet. Par cette incision j'énuclée le ou les néoplasmes, je résèque et j'évide avec le bistouri ou les ciseaux jusqu'à ce que j'obtienne un cylindre de tissu d'un calibre minimum.

Si je le fixe à la plaie abdominale ou entre ses lèvres, il est

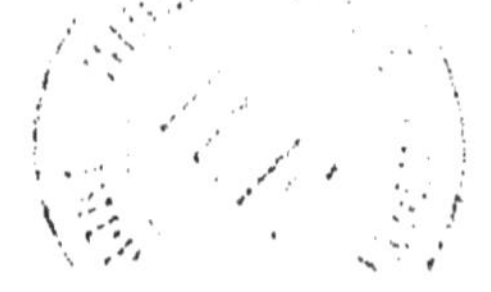

N° d'ordre du registre d'observation.	AGE.	DATE.	NATURE DE LA TUMEUR.	OPÉRATION.	SUITES.
ABLATIONS TOTALES					
N° 37	51	10 VI 92	Fibrôme intrapariétal, 1 1/2 kg.	Par voie abdominale.	9
N° 91	45	17 V 93	Fibrôm. intrapariétaux multiples, 3 kg.	Commencée par le vagin, terminée par l'abdomen.	9
N° 117	52	26 IX 93	Fibrôme intraligamentaire, 3 1/2 kg.	Par voie abdominale.	9
N° 119	48	28 IX 93	Fibrôme sous-séreux, 10 kg. 1/2.	» » »	9
CASTRATIONS					
En ville	46	14 XI 91	Utérus fibreux gros comme à 5 mois.		9
A Nice	37	II 92	Utérus comme à 4 mois		9
N° 87	36	2 V 93	» » 4 mois		9
N° 99	29	18 VIII 93	» » 4 mois		9
N° 144	40	11 III 94	» » 5 mois		9
N° 160	43	26 VII 94	» » 4 mois		9
AMPUTATIONS					
N° 145	48	24 V 94	Utérus comme à 5 mois	Réduction du pédicule.	9
N° 161	51	27 VII 94	Utérus comme à 7 mois 1/2.	» »	9
N° 137	43	2 V 94	Utérus comme à 4 mois	Fixation du pédicule sous la paroi.	9
N° 167	51	29 IX 94	Utérus comme à 3 mois	» »	9
ENUCLEATION					
En ville	37	13 X 91	Utérus comme à 3 mois	Laparotomie. Incision de l'utérus, énucléation d'un néoplasme gros comme un œuf de poule.	9

assez mince pour n'avoir pas besoin d'être étreint par un fil métallique ou par du caoutchouc. Le traitement extrapéritonéal dans ces conditions n'aboutira pas à quelque chose qui soit chirurgicalement *plus gros* qu'une hystéropexie. Si je le noie, je pourrai grâce à sa minceur le lier simplement avec du catgut ou de la soie et trouver dans son revêtement externe tout le péritoine nécessaire pour le recouvrir.

Plus le pédicule auquel j'aboutis est mince et souple, plus j'ai de tendance à le noyer, plus il est rigide et épais, plus je me sens porté à le *fixer sous la plaie* comme on fixe l'utérus dans l'hystéropexie.

J'ai recours à l'*ablation totale* quand j'ai affaire à des fibromes développés dans le ligament large ou dans le segment inférieur. Quand j'aurai rappelé ma préférence pour la castration tubo-ovarienne lorsqu'elle est facile à pratiquer, j'aurai énoncé les principes qui me guident dans le choix des méthodes opératoires que j'emploie. Que je fasse l'ablation totale ou l'amputation de la matrice, je me sers pour soulever l'utérus de l'appareil, de mon ami le Prof. Aug. Reverdin, il facilite singulièrement l'opération.

J'ai opéré 15 cas par la voie vaginale selon la méthode que j'ai publiée en 1885 (Contribution à l'étude du traitement des fibromyomes utérins intrapariétaux de petites et de moyennes dimensions.)

J'ai perdu une de mes opérées. Enhardi par une série de succès, je m'étais attaqué à un fibrome de trop grandes dimensions. L'élimination du néoplasme fut incomplète, il survint des symptômes d'infection. La malade eût peut-être été sauvée par l'hystérectomie abdominale que je lui proposai dès le début des accidents, mais à laquelle elle ne voulut pas se soumettre. Une seule parmi les 14 opérées a eu une rechute ; un second noyau fibromateux se développa après l'ablation du premier fibrome. Le Dr Roland de Divonne en débarrassa la malade par une opération très simple, m'a-t-il dit. — Je n'ai jamais fait l'hystérectomie vaginale pour fibromes parce que tous les cas où j'aurais pu faire cette opération ont été opérés par l'énucléation par la cavité utérine dilatée au moyen du tamponnement, ou par la castration tubo-ovarienne. Mes résultats m'engagent à persévérer dans cette manière de faire.

Clermont (Oise). — Imprimerie DAIX frères, 3, place Saint-André.